DE

LA MOLE VESICULAIRE

DE L'UTÉRUS

PAR

Spiridon PITISTIANO,

Docteur en médecine de la Faculté de Paris,
Ancien élève des hôpitaux de Paris,
Ancien aide-chirurgien (3e ambulance) pendant la guerre de 1870-71.

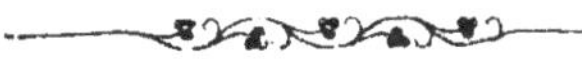

PARIS

A. PARENT, IMPRIMEUR DE LA FACULTÉ DE MÉDECINE

RUE MONSIEUR-LE-PRINCE, 29-31.

1875

DE

LA MOLE VÉSICULAIRE

DE L'UTÉRUS

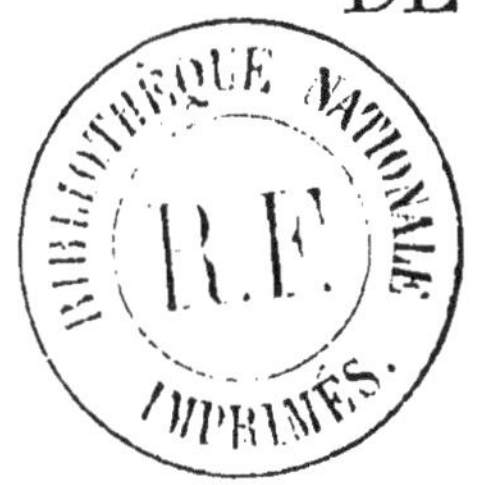

PAR

Spiridon PITISTIANO,

Docteur en médecine de la Faculté de Paris,
Ancien élève bes hôpitaux de Paris,
Ancien aide-chirurgien (3e ambulance) pendant la guerre de 1870-71.

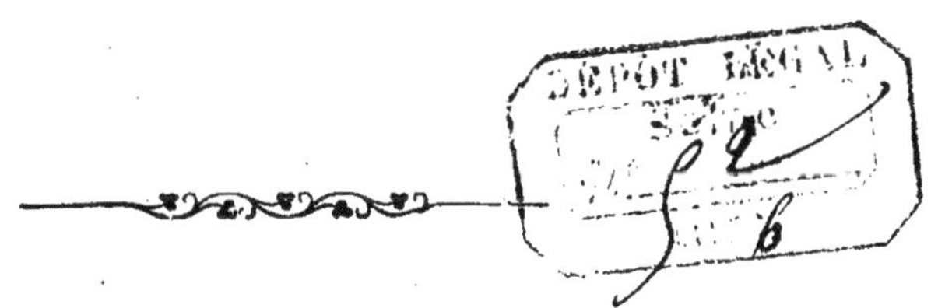

PARIS

A. PARENT, IMPRIMEUR DE LA FACULTÉ DE MÉDECINE

RUE MONSIEUR-LE-PRINCE, 29-31.

1875

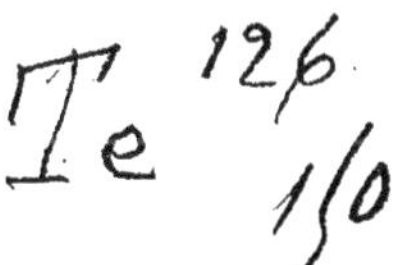

A M. Le Professeur Ch. ROBIN,

Mon président de thèse.

Recevez, cher maître, ce trop faible témoignage de ma vive gratitude
pour vos savantes leçons.

A M. le Dr VERRIER.

Hommage de reconnaissance pour ses bons conseils.

DE

LA MOLE VÉSICULAIRE

DE L'UTÉRUS

INTRODUCTION.

Parmi les différentes altérations du produit de la conception, il en est une dont l'histoire clinique n'est pas encore complète, parce qu'elle est difficile à observer, et que sa rareté n'a pas permis jusqu'ici d'en comparer un nombre suffisant pour arriver à l'interpréter d'une manière positive. C'est la *môle* hydatique ou *vésiculaire de l'utérus*.

Je dirai tout d'abord qu'entre ces deux noms, qui paraissent être donnés indifféremment par les auteurs à ces sortes d'altérations, je préfère le nom de *môle vésiculaire*, car, comme le dit avec raison M. le professeur Depaul, le nom de môle hydatique semblerait indiquer la présence d'hydatides dans les vésicules, alors que l'examen microscopique a aujourd'hui démontré leur absence, tandis que le nom de môle vésiculaire, ne décrivant que l'aspect physique de la môle, ne préjuge pas la question de son contenu.

J'ai examiné avec soin une môle vésiculaire qui nous a été montrée par M. le Dr Verrier, dans son cours particulier; j'ai recueilli, en outre, d'autres observations et je crois pouvoir présenter à mes juges le résultat de l'étude consciencieuse à laquelle je me suis livré sur cette question pour en faire le sujet de ma thèse inaugurale.

Loin de moi la prétention d'écrire une dissertation magistrale, je ne veux qu'apporter quelques nouveaux éléments propres à constituer l'étude clinique de cette affection; car, pour l'honorable président de cette thèse, comme pour mes autres juges, l'anatomie pathologique de la môle vésiculaire ne donne plus lieu à aucune dissidence. Je n'en réclame pas moins toute leur indulgence.

EXPOSITION DU SUJET.

Je commencerai par un résumé des idées que nous fournissent, sur ce sujet, les auteurs les plus accrédités, puis viendront les observations qui seront elles-mêmes suivies de l'étude des causes, du diagnostic, du pronostic et du traitement de la môle vésiculaire, ainsi que de l'examen des faits de médecine légale qu'elle pourrait soulever. Enfin, je terminerai par un aperçu bibliographique des auteurs qui n'auront pu trouver place dans cette thèse.

EXAMEN DES AUTEURS.

Desormeaux (Dict. en 30, 2e éd.) donne bien une idée de la confusion qui a existé longtemps parmi les médecins, et des préjugés ridicules que quelques-uns d'entre eux favorisaient parmi le peuple par des fables de môles vitales et d'animaux fantastiques, qu'il serait oiseux de rapporter ici, préjugés que de Lamzwerde, à la fin du XVIIe siècle, a combattus, avec les armes du temps, dans son livre : *Hist. naturalis malorum uteri*.

Dans le dictionnaire de Nysten (13e éd. revue par Littré et Ch. Robin), on trouve un excellent travail sur la môle utérine. Ces auteurs séparent d'une façon bien tranchée la môle vésiculaire de la môle charnue, qu'ils appellent môle légitime pour la distinguer des môles fausses, lesquelles ne sont que des concrétions sanguines ou d'autres corps étrangers à la conception retenus dans l'utérus. Ils donnent le nom de môle hydatique ou hydatides de l'utérus à une môle dont les villosités dans la totalité ou une partie du chorion, dépourvues de vaisseaux par la destruction précoce de l'embryon, se sont dilatées en vésicules pleines d'une sérosité claire, qui ne contient jamais d'animaux parasites, tels que des échinocoques; c'est pour cela que, quant à moi, je lui ai préféré le nom de môle vésiculaire.

Grisolle, à l'article *Acéphalocystes de l'utérus et de ses annexes* (2ᵉ vol., 7ᵉ éd. de son *Traité de pathol. int.*), dit qu'après la conception, on voit assez souvent des acéphalocystes naître de la cavité utérine aux dépens du placenta ; c'est ce qu'il désigne sous le nom de môle hydatique ou de môle en grappe.

En présence de deux autorités imposantes comme celles de MM. Grisolle et Robin, on pourrait flotter indécis, si le microscope n'était venu, comme je l'ai déjà dit, montrer l'absence complète d'acéphalocistes dans le liquide contenu dans les vésicules (voir plus loin nos observations, et la thèse de Cayla, Paris, 1849).

Mais le professeur Grisolle a fait suivre sa définition d'un remarquable article sur l'anatomie pathologique de cette affection.

Les auteurs du *Compendium*, à l'art. *Acéphalocystes utérines* (môles hydatiques, fausse grossesse), mettent une différence radicale entre les acéphalocystes placentaires et les kystes.

« Les vésicules multiples, disent-ils, dont la réunion constitue la môle en grappe, ainsi que les vésicules séparées que l'on trouve en grand nombre sur le placenta, sont toujours supportées par un ou plusieurs pédicules plus ou moins longs, insérés eux-mêmes sur d'autres pédicules. Ils reçoivent bien évidemment leur nourriture par les vaisseaux qui s'introduisent par les pédicules. Cette circonstance empêcherait seule de les confondre avec les acéphalocystes, qui sont parfaitement libres dans la cavité qui les renferme, et ne reçoivent leur nourriture par aucun vaisseau………. toutes les hydatides utérines donnent lieu à de fausses grossesses, mais ne constituent pas de véritables acéphalocystes. »

Pourquoi alors, nous permettrons-nous d'ajouter, leur laisser le nom de môles hydatiques ?

On doit à P. Dubois et Desormeaux (Dict. en 30, 2ᵉ éd. 1839, Œuf, Pathologie, p. 561 et suiv.) un remarquable article, dont nous extrayons les passages suivants :

« On doit compter au nombre des altérations les plus curieuses du placenta celle qu'on désigne sous le nom de môle hydatique ou vésiculaire, môle en grappe. Leur véritable nature, déjà entrevue par d'anciens anatomistes, méconnue ou mal interprétée plus tard, a été mise hors de doute, dans ces dernières années, par les travaux de Velpeau et de Mᵐᵉ Boivin. « Les villosités qui, dans les premiers temps de la grossesse, recouvrent la surface externe du chorion, et au milieu desquelles se réunissent les vaisseaux dont l'agglomération constitue le placenta, offrent des renflements qui les ont fait prendre par quelques-uns pour des vaisseaux lymphatiques, tandis que d'autres ont considéré ces sortes d'ampoules comme des glandes. Ces dilatations, que les anatomistes modernes s'accordent à regarder comme de simples spongioles cellulaires, constituent, par suite d'un développement exagéré, un véritable accroissement morbide, la môle hydatique ou vésiculaire. »

Cette transition est on ne peut plus clairement indiquée par les paroles suivantes d'Albinus : « *Vasa placentulæ, soluta, libera, per intervalla contractiora, mediis locis ca-*

paciora,et tanquam si inceperint in hydatides degenerare. »
(*Annot. Acad.* lib. 1, p. 69).

Briant et Chaudé, dans leur *Traité de médecine légale,*
6ᵉ éd., admettent une môle, résidu informe d'un embryon
détruit et une fausse mole. Ils divisent la vraie mole en
trois variétés :

1° Le faux germe qui se produit lorsque la destruction de
l'embryon a lieu dans le premier mois.

Il ne faut pas confondre le faux germe de ces auteurs avec
la fausse mole qui, pour eux comme pour la généralité des
auteurs modernes, est indépendante de la conception ;

2ᵉ La mole charnue, creuse ou compacte, se forme lorsque
le faux germe séjourne dans la matrice deux ou trois mois,
qu'il s'y nourrit des éléments destinés au fœtus ; et alors,
son séjour dans l'utérus peut persister au delà d'une grossesse normale ;

3° La mole hydatique, qui a son siége immédiat et son
principe dans les éléments du placenta, dont la dégénérescence a entraîné la destruction de l'œuf. Tantôt la mole hydatique est une masse qui offre, dans une certaine partie de
son étendue, un nombre plus ou moins considérable de
vésicules, séparées par de simples membranes d'une cavité
intérieure qui contient les restes plus ou moins reconnais-
sables d'un fœtus, tantôt on y rencontre seulement un liquide dans lequel l'embryon, mort de bonne heure, s'est
dissous, d'autres fois, la cavité de l'amnios s'est détruite, et
on rencontre au centre de la tumeur un tissu mou, et tantôt
enfin, la mole hydatique consiste dans un grand nombre de
grappes vésiculaires ou pédiculées, tenant à une masse rougeâtre qui ressemble au placenta.

Mᵐᵉ Boivin (*Traité des maladies de l'utérus,* t. I, p. 290
divise les moles en trois espèces :

1° Mole embryonnée, dans laquelle l'embryon n'est pas
complètement détruit ; on en trouve quelques vestiges dans

la cavité centrale. P. Portal en rapporte un cas (voir Dict.
en 30. Œuf).

2° Mole creuse. Il n'y a plus de fœtus dans la cavité;

3° Mole en masse; celle-ci n'est autre chose que notre
mole vésiculaire, où l'on trouve des grappes hydatides avec
effacement de la cavité centrale.

Une disposition constante et commune à toutes les espèces de moles vésiculaires, continue Mme Boivin, c'est
qu'elles sont entourées d'une membrane épaisse et en rapport immédiat avec l'utérus, qui n'est autre chose que la
membrane caduque.

Le même auteur a observé sur deux points du chorion
voisins de limbe d'un placenta à terme, la transformation
hydatique des villosités (*Nouv. recherch. sur la nature, l'o-
rigine et le traitement de la môle*, 4ᵉ obs.).

Maygrier (*Nouv. démonstr. d'accouch.* Paris, Bechet,
1840, 2ᵉ éd.) résume aussi les opinions de Velpeau, Dugès,
Cruveilhier, etc., en disant que la mole hydatique est le résultat d'une hypertrophie des filaments nerveux du cordon,
qu'elle accompagne souvent un embryon sain, et que la
destruction de celui-ci, lorsqu'elle a lieu, en est l'effet plutôt
que la cause.

Astruc et un grand nombre de médecins avaient déjà
entrevu la véritable description de la mole. Ils en admet-
taient trois espèces diverses :

1° La mole, produit de conception avortée ;

2° La mole hydatique, amas d'hydatides ;

3° Une dernière espèce, mal indiquée, mais qui n'est
autre qu'une concrétion sanguine plus ou moins organisée,
et ne doit pas figurer parmi les moles proprement dites.

Burns de Glascow (*Traité d'accouch.* 9ᵉ éd., trad., par
Galliot) sépare les moles des hydatides. Les moles, dit-il
(sect. XXXIV), sont des substances charnues ou sanguines,
enfermées dans la cavité utérine, variables de grosseur,

de densité et de structure. On lit dans le même auteur (sect. XXXV) : Les hydatides peuvent aussi faire grossir la matrice ; elles se forment souvent à la suite d'une destruction de l'œuf dans sa première période, ou de quelque reste de placenta après la délivrance ou l'avortement. Il ajoute que les hydatides peuvent compliquer la grossesse, puis être rendues et la grossesse arriver à terme. Il rapporte, d'après Thuillier, une observation peu concluante. Cependant, Montgommery dit à ce sujet (*Signs and Symptoms of Pregnancy*, p. 143) que le célèbre Béclard serait né d'une grossesse dans laquelle sa mère aurait expulsé un grand nombre d'hydatides vers le quatrième ou le cinquième mois. Je ne donne ce fait que sous toute réserve.

Smellie, après avoir dit que jusqu'à lui les moles avaient été considérées comme le produit d'une copulation incomplète, émet l'opinion que la conception a dû être faite, et que la mort de l'embryon et sa transformation en un produit qui varie dans sa forme, est l'origine des moles utérines.

Velpeau (*Traité d'acc.*, 1ʳᵉ éd.) et Cazeaux s'accordent à dire que les hydatides de l'utérus sont des produits de conception dénaturée, qui déterminent toujours l'avortement.

H. Cloquet et quelques naturalistes avaient considéré les hydatides pédiculées de l'utérus comme des vers vésiculaires, des êtres existant par eux-mêmes, et ils les ont désignés sous les noms de *Tænia hydatigena* et d'*acéphalocystes racemosa*. Mais on sait ce que l'on doit penser aujourd'hui de cette opinion de l'animalité des hydatides de l'utérus, due, en partie, à Percy. (Voir le *Dict.* en 30 et le *Supplém. à tous les traités d'accouch.* de Millot).

Ce dernier auteur, vol. II, ch. VI, 2ᵉ éd., donne de curieux détails sur les opinions de Percy, de Sommering, de Hauch, et il rapporte deux observations de moles hydadiques reçues par lui, qu'il accompagne de planches assez bien gravées,

Quant à la durée du séjour des hydatides dans l'utérus, Baudelocque prétend qu'il y en a qui sont restées quatorze mois ; Mougeot en connaît, dit-il, qui ont existé pendant plusieurs années, ce que confirme Gardien.

A. Paré, de Graaf et d'autres citent des femmes qui auraient conservé des moles dans la matrice pendant toute leur vie.

On trouve dans Lamothe, ch. VII, plusieurs observations remarquables de moles, dont une suivie de mort, à cause d'une hémorrhagie.

Je crois qu'il faut se défier de tous ces exemples recueillis à une époque où la science était encombrée de préjugés, et où les moyens d'observation étaient insuffisants.

Nous arrivons au livre plus moderne de Nonat (*Maladies de l'utérus et de ses annexes*, 2e éd. 1870-74). L'article que l'on y trouve sur les moles utérines peut passer pour le résumé des meilleurs travaux modernes. La division que l'auteur donne des moles est surtout remarquable de clarté et de simplicité.

Il les distingue en deux variétés : les vraies moles ou moles légitimes et les fausses moles. Ces dernières n'étant que des concrétions sanguines, des corps fibreux ou des polypes libres dans la cavité utérine (la troisième espèce d'Astruc), il en fait un chapitre à part, et il divise la vraie mole en 1° mole charnue et 2° mole vésiculaire ou hydatiforme. Nous renvoyons le lecteur à son traité pour la description qu'il fait de la mole charnue ; je dirai seulement, d'après lui, les moles hydatiques sont constituées par des villosités choriales qui, dépourvues de vaisseaux par suite de la destruction précoce de l'embryon, se sont dilatées en vésicules pleines d'une sérosité claire.

C'est à tort qu'on les a nommées hydatides utérines, puisqu'elles ne renferment jamais d'échinocoques, ces animaux parasites dont la présence est caractéristique des tumeurs hydatiques.

J'insiste d'autant plus sur cette judicieuse remarque de Nonat qu'elle rentre dans l'ordre d'idées que j'ai adopté au début de cette thèse, idées qui m'ont fait choisir, avec M. le professeur Depaul, le nom de mole vésiculaire à l'exclusion de tout autre.

Or, il importe de considérer pour la saine interprétation de ces faits que les villosités choriales ou placentaires, ainsi distendues, conservent leur disposition normale; de sorte qu'elles se présentent comme des grains de raisin amassés sous l'apparence d'une grappe plus ou moins abondante.

Aussi, n'était-ce pas sans raison que le professeur Courty, de Montpellier, dans sa thèse sur l'œuf humain soutenue à Montpellier dès 1845, disait en parlant des altérations du placenta : Elles consistent en adhérences, etc., et surtout dans le développement d'hydatides ou du moins de *vésicules de ce nom* dans plusieurs des points de leur étendue, particulièrement dans les villosités du chorion......... C'est aux produits des fausses couches déterminées par ces maladies qu'on a donné le nom de faux germes, moles charnues, moles vésiculaires.

Dans la 2ᵉ édition de son Traité des maladies de l'utérus et de ses annexes, Courty consacre un chapitre aux môles utérines et, à propos de la môle vésiculaire, il dit plus particulièrement, p. 982 :

« La môle vésiculaire, hydatiforme ou en grappe est une sorte d'hydropisie des villosités du chorion. Les grappes ne sont autre choses que les ramifications des villosités choriales ou placentaires, dont les subdivisions sont dilatées d'espace en espace, sans que les vésicules communiquent les unes avec les autres. Cet accroissement, quelquefois énorme, des vésicules et leur distension par de la sérosité viennent de ce que le chevelu du chorion a continué à emprunter, après la mort de l'embryon, des matériaux de nutrition à la caduque utérine, et cela dans de telles proportions, que le volume de la masse expulsée peut être très-considérable. Le volume de chaque vésicule varie depuis un grain de millet, jusqu'à celui d'un grain de raisin ou d'un œuf de pigeon. La môle entière sort maintes fois entourée de tous côtés par la caduque épaissie. »

Il est clair que le savant professeur de Montpellier rejette l'hypothèse de véritables hydatides de l'utérus, ou celle de môles d'une nature différente de celle dont il vient de parler ou des môles charnues dont il a aussi donné l'explication dans l'ouvrage cité. Quant au diagnostic et au traitement de cette affection, il est en tout conforme à ce que nous établissons plus loin. Il ne fait pas mention du pronostic.

Parmi les thèses soutenues dans ces dernières années, devant la Faculté de médecine de Paris, nous n'en avons trouvé qu'une qui ait trait directement à notre sujet. C'est celle de M. J.-B. Hirtzmaun, n° 134, 27 mars 1874 ; encore le candidat, bien que s'étant inspiré par la vue d'une môle recueillie à la clinique de M. le professeur Depaul, a-t-il conservé, au produit dont il s'agit, le nom de môle *hydatiforme*, moins mauvais sans doute que celui d'*hydatique*, mais qui n'est point encore celui adopté par MM. Depaul et Robin de *môle vésiculaire*, ou en grappe (Hydropisie des villosités choriales).

M. Hirtzmann rappelle dans son travail que l'école allemande lui avait infligé le nom de *myxôme* et que les auteurs anglais, plus praticiens que théoriciens et par conséquent éloignés de tout néologisme, l'appelaient simplement *dégénérescence kystique du placenta et du chorion*.

M. Hirtzmann dit avoir recueilli plus de cinquante faits, mais il n'en cite aucun et conclut, quant aux causes, que, en présence de la divergence des opinions, il est actuellement encore à peu près impossible de se prononcer.

Il examine le pronostic pour le fœtus et pour la mère. Il semblerait évident que le premier n'ait pas à entrer en ligne de compte. Cependant il y a quelques réserves à faire en faveur des grossesses gémellaires. Quant à la mère, l'auteur déclare que, sans lui être défavorable d'une manière absolue, le pronostic est cependant plus grave que ne le pensaient les anciens observateurs. Enfin, M. Hirtzmann conseille un traitement local — celui des hémorrhagies' — et l'évacuation de l'utérus, et un traitement général reconstituant.

Pour nous, il ne nous reste plus, après ce long examen des auteurs, qu'à rapporter *in extenso* le remarquable article de M. le professeur Depaul sur les môles, dans le *Dictionnaire encyclopédique des sciences médicales*, t. IX, 1875.

Il est l'expression la plus exacte de l'état actuel de la science sur les môles utérines en général.

« Rien n'est plus obscur encore aujourd'hui que l'étymologie de ce mot ; la plus naturelle est celle qui consiste à le faire dériver du mot latin *moles* qui signifie *masse*. « Une dénomination aussi mal définie s'explique par l'ignorance dans laquelle se trouvaient nos devanciers sur la nature de certains corps qui sortent parfois de la cavité utérine. Il suffit de lire les observations qui nous ont été laissées par les auteurs anciens, pour sé convaincre que n'ayant à leur disposition que des moyens grossiers d'investigations, ils se laissaient guider par des apparences trompeuses ou entraîner par l'amour du merveilleux qui a longtemps enrayé le progrès des sciences.

« On peut dire que toutes les tumeurs ou que tous les corps s'en rapprochant, pouvant se développer dans la cavité de la matrice et s'en détacher à un certain moment, ont été décrits sous le nom de môles. — Que dans une grossesse multiple.

l'un des fœtus devenu malade subisse des transformations incomplètes et n'arrive qu'à une ébauche plus ou moins informe de l'être organisé qui l'a produit, on le considère comme une môle alors qu'on aurait dû y voir un fait de tératologie facile à comprendre ; qu'un fibrôme d'abord interstitiel, plus tard proéminent dans la cavité utérine, finisse par s'en séparer spontanément et par être chassé à l'extérieur. On déclare encore qu'il s'agit d'une môle, alors que la connaissance plus complète de certaines évolutions que peuvent subir les corps fibreux intra-utérins, aurait donné une explication toute naturelle de ce qui s'était passé.

« Qu'une maladie des villosités choriales caractérisée par le développement vésiculaire de leurs extrémités survienne pendant le cours d'une grossesse, qui a presque toujours alors une marche insolite, on a méconnu pendant longtemps la nature et le point de départ de cette singulière production et on a fait une môle hydatique. — Je n'en finirais pas si je voulais passer en revue tous les corps qui peuvent sortir de la cavité utérine et qui ont été confondus sous la dénomination qui nous occupe ; — je me contenterai de signaler encore certaines exfoliations de la muqueuse de cet organe, qui se reproduisent périodiquement chez quelques femmes, en dehors de toute grossesse ; des masses fibrineuses qui après un séjour prolongé dans la matrice, ont pris un aspect tout particulier ; des portions de placenta altérées ou non, qui après avoir été retenues très-longtemps à la suite de fausses couches et même de grossesses à terme, sont expulsées, ayant perdu une partie de leurs caractères, certains polypes distinctifs muqueux du col ou de la cavité utérine, des fragments de productions organiques de nature beaucoup plus grave, etc.

« J'en ai dit assez, je pense, pour faire comprendre qu'à

notre époque, il n'est plus possible de réunir, sous une dénomination commune, des faits aussi dissemblables et qu'ils doivent trouver leur place toute naturelle dans la description des affections auxquelles elles appartiennent. — Nous renvoyons donc le lecteur à chacun des articles où il sera traité des maladies de l'œuf humain et de l'utérus. »

Obs. I. — Môle vésiculaire en voie de formation, reçue par madame Schreck, sage-femme de 1ro classe, et présentée par M. le Dr Verrier à ses élèves, le 26 novembre 1874.

Madame G..., âgée de 26 ans, demeurant, 77, rue Dulong, ayant eu deux enfants à terme, plus une fausse couche de cinq mois, il y a environ un an.

Depuis cette époque cette femme eut souvent des hémorrhagies, qui cessèrent dans le courant du mois d'août dernier. Elle eut alors tous les symptômes d'une grossesse : vomissements, dégoûts, faiblesses : elle se crut enceinte.

Depuis six semaines elle perdait de nouveau du sang, et a suivi plusieurs traitements qui n'ont rien changé à sa position.

Le 25 novembre 1874, vers midi, elle a été prise de douleurs ; elle a rendu des caillots assez volumineux. On est allé chercher la sage-femme vers les trois heures.

En examinant ces caillots, madame Schreck a remarqué des vésicules blanches de la grosseur d'une petite cerise ; elle a reconnu des hydatides.

Elle se mit alors en devoir de vider l'utérus qui en contenait beaucoup. Après cette manœuvre la malade eut une syncope ; elle est très-faible, la sage-femme lui fit prendre du vin et du bouillon.

Elle ajoute que, depuis quatorze ans qu'elle exerce, c'est le deuxième cas de môle qu'elle rencontre.

— J'ai vu cette mole, elle présentait une masse plus volumineuse qu'un placenta à terme. Elle pesait en tout 1 kil. 020 grammes. Les vésicules étaient encore en voie de formation et on retrouvait dans leur intervalle des débris non équivoques d'un vrai placenta et des caillots fibrineux, sans doute en train de subir une transformation ou du moins le tissu placentaire auquel ils adhéraient encore.

Chaque vésicule renfermait un liquide clair, citrin, sans traces d'animalcules, et, cela va sans dire, on ne trouva nulle part de débris embryonnaire. N'est-il pas évident que la cause première de ces dégénérescences doit être rapportée à des apoplexies intra-placentaires qui ont déterminé l'atrophie de certaines villosités choriales et, par suite d'une prédisposition particulière chez la malade, l'hydropisie de certains autres ; et conséquemment, la mort du fœtus ainsi que sa résorption consécutive ? Nous devons ajouter que la malade de M. Schreck, dont la matrice a été complètement débarrassée de ces corps étrangers, s'est promptement rétablie sous l'influence d'un régime réparateur du sang qu'elle avait perdu.

Obs. II. — Môle vésiculaire dont la relation a été communiquée à la Société vaudoise de médecine, par le D^r De la Harpe. (Extrait des *Archives de tocologie*, rédigées par M. le professeur Depaul, année 1874, p. 376.)

La malade dont il est question fut traitée par le D^r De la Harpe et par le D^r Mœhrlen, à Orbe. Cette malade avait vu se développer chez elle, depuis quatre mois environ, une tumeur abdominale prise dès le début pour une grossesse.

Vers la fin du deuxième mois, quelques symptômes anormaux se présentèrent, tels que anorexie, grande faiblesse, suivis, un mois plus tard, de petites hémorrhagies utérines ; le sang était tantôt liquide, tantôt en caillots. Ces hémorrhagies durèrent jusqu'à la fin de la maladie, sans toutefois qu'il y eût des symptômes d'anémie bien marqués.

Il faut noter que la malade n'avait, pendant tout ce temps, pas eu de gonflement des seins. Enfin, vers la fin du quatrième mois, on vit apparaître l'anasarque avec albuminurie, puis hydrothorax avec bronchite, orthopnée. Vers cette même époque, lorsqu'on appliquait la main froide sur le ventre, on percevait quelques contractions utérines légères. Au toucher, le col était ramolli, court (1 centim. 1ϥ2), boursoufflé, semblable à ce qu'il est dans les derniers jours d'une grossesse normale ; l'orifice interne était fermé. M. De la Harpe pensa que cette tumeur abdominale pourrait bien être une môle. M. Mœhrlen eut la même opinion. On administra de l'ergot de seigle. La malade accoucha peu après d'une môle hydatique très-visqueuse, très-volumineuse. Sitôt après, l'anasarque et l'albuminurie disparurent. La malade eut encore une hémorrhagie très-abondante, mais aujourd'hui elle est entièrement rétablie. La fausse grossesse avait eu une durée de quatre mois et demi.

M. Mœrhlen avait eu également l'occasion d'observer, quelque temps auparavant, un cas tout à fait analogue, où la môle avait été également diagnostiquée. M. de la Harpe a fait des recherches pour savoir si l'anasarque était indiquée comme un symptôme habituel des môles. Il n'a rien trouvé. (*Lyon médical*, avril 1874.)

Comme on le voit, cette observation est postérieure à la thèse de M. Hirtzmann, soutenue un mois auparavant. Il en est de même de la première observation qui est du mois de novembre de la même année et, d'ailleurs, inédite.

Je tiens à constater ces faits, ne voulant pas tirer de conclusions d'observations analysées par d'autres. Cependant, le troisième fait qui va suivre, et qui remonte à 1859, a été communiqué par M. le Dr Verrier au 1er congrès médico-chirurgical, à Rouen, en 1863.

Mais l'observation avait été écourtée pour laisser à l'orateur le temps de développer sa pensée. On sait que, dans ces sortes de réunions scientifiques, vingt minutes seulement sont accordées à chaque membre pour parler à la tribune.

Nous devons à l'obligeance de M. le Dr Verrier, le détail complet de l'observation qui, telle qu'elle est présentée par nous aujourd'hui, peut passer pour une observation inédite et surtout, par les détails qu'elle comporte, aider puissamment à éclairer la clinique de ces affections, seul but que nous nous soyons proposé.

Obs. III. — Môle vésiculaire, recueillie par M. Verrier dans le service de Monneret à Necker et appelée par lui môle hydatique, dans sa communication au congrès de Rouen. — Phlegmatia alba dolens. — Infection purulente. — Mort de la femme. — Autopsie.

Françoise-Victorine H..., femme D..., âgée de 21 ans, demeurant à Vaugirard et née à Issy, sous Paris, entre le 7 mai 1859 à l'hôpital

Necker, dans le service de feu Monneret, salle Sainte-Eulalie, n° 15, pour des *pertes sanguines continues.*

D'après les renseignements qu'elle transmet, elle est d'une bonne santé habituelle, mariée depuis six mois avec un militaire en congé temporaire, son mari est rappelé pour faire partie de l'armée active ; il part le 5 mai ; elle eut alors une vive inquiétude, et, depuis cette époque, les métrorrhagies commencèrent dans la nuit du 5 au 6 mai.

Admise à l'hôpital, on commença le traitement préventif des fausses couches, car elle se disait alors enceinte de quatre mois, et, en effet, il y avait suppression des règles, ballonnement du ventre ; le col au toucher paraissait ramolli, il était entr'ouvert, on entendait distinctement un bruit de souffle intense à l'auscultation, sans que l'interne et les autres élèves du service aient pu constater, après maintes recherches, les battements du cœur. Il y avait en outre des troubles dans la digestion et dans les sécrétions. (Picotements, gonflement, aréole pigmentaire du côté des seins). On constata aussi, par les réactifs ordinaires, la présence de l'albumine dans l'urine.

A la fin de mai, le ventre augmentait de volume sans que, pour cela, les autres signes physiques concourussent au diagnostic de la grossesse, on pensa que cette femme pouvait bien être enceinte d'un produit anormal, résultant d'une conception dégénérée. Voici ce qui arriva :

Le 19 juin, le col s'est dilaté ; à quatre heures de l'après-midi il était grand comme une pièce de cinq francs ; pendant la nuit la dilatation s'est complétée et la malade a expulsé une môle avec villosités blanches, claires, en grappes de différentes grosseurs.

Les efforts que faisait cette femme pour expulser ce produit engagèrent l'interne de garde à lui donner 4 grammes d'ergot de seigle, et le matin 20 juin, pour faciliter la sortie de la caduque enveloppante, on lui en redonna 2 gr. Cette caduque à laquelle attenait encore un reste de la môle était, à la visite de huit heures, engagée dans le col ; et, à onze heures, après quelques légères tractions, on l'obtint par lambeaux incomplets.

Le produit de cette conception dégénérée avait été déposé dans un bassin, où il fut facile de l'examiner. Il paraissait composé de masses charnues, produisant des grappes semblables à celles de groseilles blanches de différentes grosseurs, il y avait des grains qui égalaient la grosseur d'un grain de raisin.

Chaque vésicule ouverte contenait un liquide limpide qui ne rougissait pas le papier bleu de tournesol, verdissait légèrement le sirop de violette, et ne se coagulait pas par la chaleur ou les acides. Avec le tannin seul il donnait un léger précipité, mais on ne peut pas dire qu'il contînt de l'albumine. Or, on sait que les urines de la malade en étaient très-chargées.

M. Monneret examina ce produit au microcospe, avec un grossissement de 460 diamètres.

Il trouva des cellules épithéliales sur l'enveloppe de la vésicule, et dans le liquide rien autre chose que des granulations ombrées, transparentes, disposées par séries. Il vit distinctement qu'il n'y avait pas d'échinocoques ni aucun infusoire vivant. Il fit constater le résultat de son examen par M. Verrier, présent.

20 juin. Les débris de la môle n'étant pas encore expulsés en totalité, l'interne tente d'introduire la main dans l'utérus et d'en arracher ce qui reste. De grandes douleurs qui surviennent et la rétraction du col font renoncer à ce projet ; dans la journée, le pouls s'élève à 120. — Quatre injections d'eau tiède par jour.

Le 21. Toute la caduque n'est pas encore rendue ; cependant le pouls est redescendu à 96, mais la malade se plaint de ressentir de très-grandes douleurs dans le ventre, surtout à gauche, où l'on soupçonne qu'il reste des adhérences môlaires. Les douleurs s'irradient jusque dans l'estomac; insomnie. — Nouvelles injections, diète, julep morphiné.

Le 24. Les seins ne se sont pas gonflés, la langue est bonne, le pouls à 96. (Sulfate de quinine.) La malade perd toujours ; les lochies prennent une mauvaise odeur ; les injections n'amènent plus qu'une eau roussâtre.

Il reste toujours un point douloureux dans l'abdomen àgauche. La céphalalgie persiste ; la malade dit avoir eu hier un frisson.

Le 27. Nouveau frisson; pouls à 92 ; les seins se gonflent, le lait coule ; le mal de tête persiste. L'augmentation du pouls est attribuée à a réaction physiologique, appelée fièvre de lait par l'ancienne école, qui accompagne le gonflement des seins.— Compresses fraîches sur la tête, deux portions.

Le 29. Pouls à 112, à la visite du matin ; hier soir, à la visite de l'interne, à quatre heures, le pouls était à 120 ; deux verres d'eau de Sedlitz administrés la veille avaient procuré une superpurgation, des selles nombreuses et noires d'une grande fétidité. Les lochies et la sécrétion lactée continuent. Les seins n'ont pas été garnis.

2 juillet. La malade a eu un frisson prolongé, peau chaude, figure un peu congestionnée, pouls à 140 ; elle tousse un peu. A la percus-

sion en arrière du thorax, on ne trouve pas de matité ; rien à l'auscultation. La céphalalgie persiste, les lochies modérées. Hier soir fièvre, pouls à 116, peau chaude. — Traitement : sulfate de quinine, 1 gr. 60 en quatre pilules contre les symptômes de résorption purulente et comme antipériodique.

4 juillet. Malaise général, presque plus de pertes ; fièvre persistante, tête chaude, la malade n'y accuse pas de mal, ni au ventre. La sœur de la salle dit qu'elle paraît absorbée toute la journée ; teint verdâtre, yeux toujours cernés. — Traitement: eau vineuse, julep diacodé, vin de Bordeaux, eau de Seltz, deux portions bien que la malade ait perdu l'appétit. — Frictions mercurielles sur le ventre, pommade belladonée 4 gr. sur 20.

Le 7. La malade a eu hier un frisson considérable, qui a commencé à onze heures du matin et a duré jusqu'à une heure, avec perte de connaissance. Le pouls, ce matin, est à 120.

L'anémie paraît si prononcée qu'on renonce à l'emploi des sangsues ; du reste, aucune douleur n'est localisée dans l'abdomen. Continuation des cataplasmes, frictions mercurielles et sulfate de quinine.

On essaye l'urine, qui paraît trouble ; elle ne donne aucun précipité à la chaleur et ne se réduit pas. L'acide chlorhydrique ne la fait pas changer de couleur.

Le 8. Vomissements. On donne un bain tiède avec précaution, la malade s'en trouve bien. Le pouls se maintient à 130. Plus de mal de tête ni de ventre ; chaleur à la peau, bouche sèche et pâteuse ; langue assez bonne, éruption hydrargyrique sur le ventre. On supprime le cataplasme mercuriel pour le remplacer par un simple cataplasme tiède. Appétit ; elle mange une cotelette. On s'aperçoit, pour la première fois, d'un gonflement, avec empâtement de l'articulation du coude à gauche et de l'extrémité sterno-claviculaire droite qui présente de la rougeur et occasionne de vives douleurs ; manifestation de la pyoémie qui envahit la malade.

Le 11 Diarrhée intense, amaigrissement prononcé, teinte jaune persistante; le pouls est à 116, filant; langue sèche, embarras de la parole.

Le 13. Le faciès se décompose de plus en plus, le sang se décolore (on n'en obtient par une piqûre) ; mal de gorge, le voile du palais est rouge ; la diarrhée continue ; les papilles de la langue se développent, cet organe est, du reste, très-sec. Insomnie, hyperesthésie générale. Le pouls, quelquefois vibrant, est sensiblement moins fréquent (107), respirations 23.

Le 18. Toutes les articulations se prennent peu à peu. La malade se plaint beaucoup et appelle sans besoin ; le dos est sensible à la percussion ; la fausse position du bras lui fait jeter des cris. Les selles diminuent, il y a cependant du ténesme et des envies fréquentes, pouls 132.

Le 19. La face se grippe ; rien à l'auscultation, rien au cœur, pouls toujours à 132. La diarrhée continue, relâchement des sphincters.

Le 23. OEdème du membre inférieur gauche, qui conserve l'empreinte du doigt. On remarque de l'empâtement et de la rougeur plus caractérisés sur le trajet des veines et des lymphatiques.

Certaines veines présentent une grande dureté. On remarque le développement anormal des veines superficielles collatérales et tous les caractères de la *phlegmatia alba dolens.*

Le 25. Même état général. Des eschares commencent à se former.

Le 27. La jambe gauche, très-enflée, présente une grande augmentation de température sur la droite, et une coloration violacée; on y remarque des ecchymoses et des pétéchies qui se voient aussi sur plusieurs parties du corps et même sur la jambe droite. La malade se plaint beaucoup et crie dès que l'on s'approche de son lit. Intelligence nette. — Fomentations émollientes.

1er août. Même état ; eschares au sacrum et aux malléoles, la gaîté existe de temps en temps ; appétit· — 1 portion, 2 potages.

La même différence de température existe entre les deux membres inférieurs ; il se forme, en outre, de larges plaques violacées sur le trajet des vaisseaux du membre malade ; mauvaise nuit malgré trois pilules d'opium.

Le 3. Nouvelles ecchymoses au bras, les eschares s'étendent, la jambe reste toujours dans le même état.

Le 6. Des ecchymoses considérables se produisent aux avant-bras ; les eschares mettent la malade dans l'impossibilité de la lever, de sorte que l'on ne peut plus changer ses draps qu'elle salit à chaque instant.

Le 7. Le matin, même état. Le soir, mort à 8 heures.

Autopsie le 9. Temps chaud et sec.

On trouve l'utérus revenu sur lui-même et présentant à peu près le volume normal qu'il a après les couches, à cette époque.

Il reste cependant encore, à sa face postérieure, une certaine hypertrophie granuleuse, qui, étant fortement grattée, laisse sourdre par places un peu de pus épais ; on ne voit rien qui puisse expliquer que l'utérus eût été le siége d'une môle vesiculaire. Le col était mou, brun, noirâtre, admettant la première phalange de l'indicateur.

La veine iliaque primitive gauche renferme du pus avec de fausses membranes en abondance, adhérentes aux parois du vaisseau. Toutes les veines supérieures de ce membre, ainsi que les veines du plexus hypogastrique du côté gauche, sont plus ou moins remplies de pus. (C'est le membre abdominal de ce côté qui était le siége de l'œdème noté.)

Du côté droit, les désordres sont les mêmes ; seulement le pus parraît plus récemment formé ; le caillot qui remplit chaque vaisseau contient du pus à l'extérieur, avec un commencement de fausses membranes çà et là, mais au centre il est plus mou.

La veine cave inférieure elle-même, contient beaucoup de pus, avec pseudo-membranes remontant jusqu'au foie.

Le cœur est parfaitement sain.

L'articulation sterno-claviculaire laisse écouler, à l'ouverture, un pus séreux, très-abondant; les autres articulations n'ont pas été ouvertes, mais tout porte à croire qu'elles sont dans le même état.

Les poumons sont sains, cependant un peu d'hépatisation rouge commençait à se former. La rate est saine.

Le cerveau et les reins, n'ayant présenté aucun phénomène morbide pendant la vie, n'ont pas été examinés.

Le foie, volumineux, est très-coloré ; son tissu ressemble un peu à celui du foie cirrhosé ; on trouve quelques points disséminés ressemblant à du pus ; mais un examen attentif a démontré que c'étaient des petites bulles de gaz qui se modifiaient ou disparaissaient sous la pression du doigt, résultat d'un commencement de décomposition cadavérique. La capsule de Glisson s'enlève facilement.

Il n'y a d'abcès métastatique dans aucun organe. On ne trouve d'autres traces que celles de l'infection purulente à laquelle la malade a succombé.

Cette observation, jointe aux deux précédentes, et à ce que nous avons vu des auteurs, va nous permettre de reprendre l'histoire des môles utérines et en particulier de la môle vésiculaire.

DESCRIPTION GÉNÉRALE.

La môle est un produit de conception altéré, qui comprend les restes des enveloppes du germe plus ou moins modifiées après la mort et la résorption de l'embryon ou

même du fœtus ; cette résorption peut être complète ou incomplète suivant les différentes espèces de môles.

DIVISION.

Il faut d'abord distinguer les vrais môles ou môles légitimes des fausses môles. Ces dernières n'étant que des concrétions sanguines, des caillots formés par le sang mens-
truel, retenu dans l'utérus, soit par un rétrécissement de
l'orifice utérin, soit par toute autre cause, ou bien encore
d'autres corps, étrangers à la conception, qui peuvent survenir chez de vieilles femmes ou chez des vierges, nous ne
nous en occuperons pas ici.

Mais nous diviserons les vrais môles en :

1° Môle charnue ;

2° Môle vésiculaire.

Nous ne dirons qu'un mot des premières, qui ne sont pas
l'objet de ce travail.

ANATOMIE PATHOLOGIQUE.

La môle charnue se présente, comme son nom l'indique,
sous la forme d'une masse charnue, dans laquelle existe
une concavité dans laquelle était placé l'embryon, aussi,
si elle est expulsée peu de temps après la mort de l'embryon, trouve-t-on encore des traces de celui-ci, et, dans ce
cas, son tissu est plus ou moins analogue au tissu placentaire. Si, au contraire, la mort de l'embryon date de longtemps avant l'expulsion, la môle a pris un volume considé-
ble ; sa cavité s'est comblée de plus en plus ; la sérosité
qu'elle contenait s'est écoulée, et, si le sang s'est épanché
dans cette môle, la cavité centrale a pu tout à fait disparaître. On a des exemples de corps étrangers tels que des
poils, des dents, qui ont été trouvés dans l'intérieur d'une

môle charnue et qui ont donné lieu à des théories étranges dans la science, ou qui ont frappé le vulgaire de terreurs superstitieuses. Ces produits ne sont autre chose que des vestiges d'un fœtus mort à une époque déjà avancée de la grossesse.

La môle vésiculaire est anatomiquement constituée par des villosités du chorion, dépourvues de vaisseaux à cause de la destruction précoce de l'embryon, et qui se sont dilatées anormalement en vésicules pleine d'une sérosité claire.

Ces vésicules sont disposées en grappe ayant la forme des ramifications de chaque villosité choriale, dont elles ne sont que les subdivisons distendues.

Leur grosseur varie depuis le volume d'une petite groseille jusqu'à celui d'un très-fort grain de raisin ; on en a même vu d'aussi grosses qu'une noix. Elles sont très-souvent piriformes, leur nombre est variable, on en a compté jusqu'à plusieurs mille ; elles sont complètement isolées les unes des autres.

Le liquide qui remplit ces vésicules est presque toujours citrin, transparent, rarement troublé ou d'un jaune rougeâtre ; il n'est pas acide, il est légèrement alcalin. Il ne contient ni albumine, ni aucune trace d'acéphalocystes ; quant aux enveloppes elles-mêmes, elles sont constituées par des cellules épithéliales, et supportées par un pédicule filiforme, adhérent à une masse rougeâtre, qu'on reconnaît pour être la caduque utérine très-épaissie.

Les villosités du chorion continuent à grandir, en empruntant par imbibition des matérieux de nutrition à la caduque utérine, bien qu'elles n'aient pas de communications vasculaires directes avec elle et ne renferme pas de vaisseaux du fœtus. La masse expulsée peut donc être considérable ; quelquefois il peut y avoir deux môles dans l'utérus ; mais, le plus souvent, elles sont uniques, on en a vu de doubles réunies entre elles par quelques points. Enfin le placenta peut offrir partiellement l'altération vésiculaire.

Denman a donné le dessin d'un œuf malade, et sir E. Home a rapporté un cas où la malade mourut après avoir été atteinte de diarrhée, de vomissements, etc., etc. ; à l'autopsie, on trouva l'utérus rempli d'hydatides, et son orifice un peu dilaté. (*Transact. de la Société, etc..* vol. II, p. 300.)

On a aussi remarqué que la masse pouvait être putride. Blackbourne (*Lond. medical Journ.* vol., II, p. 121) rapporte un cas de ce genre, où la môle fut expulsée avec une hémorrhagie abondante.

Plus rarement enfin, elle est recouverte d'une couche osseuse, comme dans le cas de Kankoph (in Haller, *Diss. méd.*, t. IV, p. 715) ; fait douteux.

ANALYSE CHIMIQUE ET MICROSCOPIQUE.

Un des savants dont la Faculté de médecine de Paris se fait gloire à juste titre, M. le professeur Ch. Robin, a démontré il y a plus de vingt ans (Cayla, thèse de Paris, 1849) qu'on trouvait dans les vésicules deux espèces de cellules : l'une spéciale à bords nets et réguliers, l'autre appartenant à l'épithélium pavimenteux. Parfois le liquide peut acquérir une belle couleur rouge-groseille ; M. le professeur Depaul explique cette coloration par la présence du sang normalement en contact avec les vésicules, sang dont l'hématosine se serait dissoute, aurait pénétré dans le liquide et l'aurait coloré. M. Ch. Robin et M. Galippe y ont cherché en vain des globules sanguins.

D'un autre côté, M. Galippe a fait l'analyse chimique du contenu de ces vésicules, et il a consigné le résultat de cette analyse dans le *Journal des connaiss. médicales*, 15 avril 1874.

Le voici tel que nous l'extrayons du journal précité :

Eau..	1,986	592
Métalbumine retenant la matière colorante..	10	605
Matières grasses..........................	1	300
Sels solubles.............................	1	301
Sels minéraux anhydres...................	0	202

M. Galippe fait remarquer que la môle ayant été conservée dans l'eau, il s'est établi un double courant osmotique, qui a eu pour résultat de faire passer dans le liquide ambiant une certaine partie du contenu des vésicules, de telle sorte que les chiffres ci-dessus ne doivent pas être considérés comme répondant rigoureusement à la composition primitive du liquide, qui présente, d'autre part, une réaction neutre.

Il n'a pas été possible, eu égard à la petite quantité de sérosité, de faire une détermination exacte de la matière colorante, qui était insoluble dans l'éther et dans le chloroforme.

Quant à la matière albumineuse qui retenait le principe colorant de la vésicule, elle était presque entièrement composée de métalbumine. On sait que cette variété d'albumine se redissout facilement dans l'eau, après avoir été précipitée par l'alcool. Elle n'est pas précipitée par le sulfate de magnésie, mais, saturée par ce sel, la solution de métalbumine est précipité par l'acide acétique.

CAUSES.

Plusieurs causes ont été invoquées pour expliquer cette altération du produit de la conception. Il y en a évidemment de deux ordres, que nous appellerons : 1° causes déterminantes, 2° causes intimes.

Parmi les causes déterminantes, il en est d'ordre physique et d'ordre moral. Dans les premières, on range les chutes, les coups sur le ventre, etc.; dans les secondes, on compte les émotions vives, tristes ou gaies ; frayeur, inquiétude, peur, etc.; tout ce qui, en un mot, peut tuer le fœtus, sans pour cela amener de suite l'avortement. A ces causes, il faut joindre une prédisposition individuelle, prédisposition telle que des auteurs sérieux n'ont pas craint d'avancer que certaines femmes étaient sujettes à produire plusieurs fois de suite des môles charnues ou vésiculaires.

Quant à ce que j'ai appelé *causes intimes*, c'est-à-dire celles qui expliqueraient pourquoi cette altération survient sous une influence quelconque, plutôt qu'une autre altération, ou simplement un avortement, il faut avouer notre complète ignorance à cet égard.

Dans l'histoire de l'*Académie des sciences* pour l'année 1715, on trouve l'observation d'une femme qui fit une chute au deuxième mois de sa grossesse, l'œuf se convertit en une môle vésiculaire qui fut expulsée au dixième mois.

D'après Burns, *Traité d'acc.*, les différentes espèces de môles peuvent survenir dans un état morbide de la matrice; avec un cancer utérin (*Haller's Disp. med.*, t. IV, p. 751 et 753).

Mais est-ce à cause de la maladie utérine, quelle qu'elle soit? Cela est peu probable, car, l'utérus de la malade qui qui fait le sujet de notre troisième observation, à part le pus trouvé dans les vaisseaux de la face postérieure dont la présence s'expliquait par l'infection purulente, présentait dans le reste de son étendue sa forme et sa consistance normale. D'ailleurs, n'a-t-on pas vu des môles succéder à un accouchement naturel? (Hoffmann, *Opera*, t. III, p. 182.) En tout cas, cette assertion d'Hoffmann ne doit être admise qu'avec réserve, car elle ne serait acceptable que si une portion du placenta était restée dans l'utérus et y avait ultérieurement subi l'altération de ses villosités.

Plus probants sont en faveur de la non-existence d'un état morbide de l'utérus, les cas dans lesquels il existait une grossesse double avec un fœtus vivant, avec placenta sain à côté d'un autre placenta ayant subi sa dégénérescence molaire. (Voir plus loin, *De la môle double*.)

SYMPTOMES.

Les môles s'annoncent à leur début, par tous les signes ordinaires de la grossesse, et c'est alors réellement une grossesse, mais au bout d'un temps variable, le plus souvent après quelqu'une des causes physiques ou morales, que nous avons énumérées, l'altération se produit dans l'utérus ; et, suivant la nature de cette altération, ou le ventre cesse de se développer et le volume de la matrice reste stationnaire, ou, au contraire, l'abdomen prend un développement plus rapide en même temps qu'il devient plus mou, plus développé dans le sens transversal, offrant une sorte de fausse fluctuation et il se manifeste dans l'un et l'autre cas, une alternative de petites pertes rouges et aqueuses, qui commencent du deuxième au troisième mois, quelquefois plus tard, suivant les cas, et s'accompagnant de douleurs insolites dans le bassin.

Ces pertes se renouvellent à des intervalles plus ou moins longs ; les douleurs redoublent d'intensité, jusqu'à ce que la malade rende par le vagin, à travers le col qui reste constamment béant (Mongeot), une masse informe que l'on reconnaît alors pour une môle.

Cette masse, comme tout corps étranger volumineux, fœtus ou tumeur, est cause de la production d'un bruit de souffle continu ou fugace, que l'auscultation révèle, comme aussi, dans certains cas, de gargouillements et de coliques, qui en ont imposé aux femmes pour des mouvements propres du fœtus.

DURÉE.

La durée du séjour des môles dans la cavité utérine, a donné lieu à des interprétations diverses. Lisfranc admettait que cette durée ne dépassait pas soixante à quatre-vingt-dix jours. Mauriceau porte jusqu'à sept et huit mois la présence de môles véritables dans l'utérus.

Quant aux exemples de Baudelocque (14 mois), de Gardin (plusieurs années), et d'autres auteurs qui prétendent que des môles ont été gardées toute la vie, nous avons déjà dit qu'il devait y avoir erreur de diagnostic en raison de la confusion qui a régné longtemps sur la nature de ces produits.

Dans nos observations, elles ont été expulsées l'une à trois mois, l'autre à quatre mois et le troisième à cinq mois. Nous pouvons donc admettre que la durée moyenne de leur séjour est de deux à six ou huit mois.

TERMINAISONS.

L'expulsion de la môle s'opère avec l'ensemble des phénomènes qui accompagnent et suivent l'accouchement naturel, mais elle offre parfois de sérieuses difficultés.

Lorsque l'expulsion a lieu du troisième au sixième mois, ce qui est le cas le plus fréquent, elle expose à tous les dangers qu'offrent les avortements à cette époque de la grossesse ; ce qui avait fait dire à des auteurs que l'expulsion d'une môle était plus dangereuse que l'accouchement. On ne saurait donc trop surveiller l'entière sortie des débris de la môle et de la caduque qui l'enveloppe.

L'utérus une fois débarrassé, la femme peut concevoir de

nouveau, preuve de la non-altération du tissu de la matrice, mais nous n'admettons pas, avec certains auteurs, que la femme puisse être prédisposée à voir renouveler la même affection.

DE LA MOLE DOUBLE.

De même qu'il y a des grossesses doubles, de même aussi il peut y avoir deux môles dans la cavité utérine ; il peut y avoir aussi une grossesse accompagnée d'une môle (Hippocrate, Amatus, Viardel, Valériola, Donatus); mais dans ce cas, il n'y a pas d'exemple *bien avéré* que la grossesse soit arrivée à son entier développement.

Dans celui qui est rapporté par Montgommery et que nous avons déjà cité, n'eût-il pas pu exister, antérieurement à la grossesse, une môle dont les hydatides auraient été expulsées avant l'accouchement, c'est-à-dire un cas de superfœtation ?

Que penser des cas d'Hildamus, qui parle d'une femme qui, au cinquième mois de sa grossesse, rendit une môle aqueuse ou vésiculaire contenant dix livres d'eau ? La femme n'avorta pas, dit-il, mais continua d'aller bien jusqu'au terme. Vigaroux (*Mal...*, etc., t. Ier, p. 385) cite une femme qui rendait des hydatides chaque fois qu'elle allait à la selle. Nous avons déjà dit combien tous ces faits doivent inspirer de défiance, et comme il était facile, à cette époque, de confondre l'hydrorrhée, l'hydramnios ou d'autres affections, avec la môle vésiculaire.

D'après la généralité des auteurs, la môle excite toujours un avortement ; et, en cas de grossesse simultanée, elle est rendue avec le fœtus.

Albinus rapporte un cas d'avortement au début de la formation des hydatides (*Annot. acad.*, liv. Ier. p. 69, et tab. III, fig. I).

Dans les mémoires de l'*Acad. des curieux de la nature,*

ou trouve la description d'une môle embryonnée, contenant deux fœtus séparés par leurs membranes.

Lossim (*Obs. méd.*, liv. IV, obs. 16) fait mention d'hydatides paraissant avoir duré plusieurs années. (?)

Mauriceau (obs. 367) et Ruysch (*Obs. anat. chir.*, p. 25), Stalpart (*Vanderviel*, t. Ier, p. 301), parlent d'hydatides rendues dans le neuvième mois.

Christ a Verija (*Art. méd.*, livre III, §10, ch. 13) rapporte un exemple de soixante hydatides aussi grosses que des noix qui furent expulsées avant le neuvième mois.

Pichat (*In Zool. med. Gall.*, an III, p. 73) cite une expulsion de môle sans hémorrhagie.

Nous nous bornons à ces citations, qui comprennent tou les cas les plus curieux de môles vésiculaires, et nous finissons en disant que leur sortie a presque toujours lieu par lambeaux ; il n'est donc pas étonnant que la disposition du sac membraneux formé par la caduque ait été longtemps méconnue, parce que cette caduque est expulsée elle-même par fragments isolés, quelquefois perdus au milieu de caillots (Boivin).

DIAGNOSTIC.

La plupart du temps, le diagnostic est impossible et, dans les cas rares où quelques signes viendront éclairer le médecin, ce ne peut être encore pour lui qu'une probabilité.

Cependant, si, après quelques semaines de grossesse, l'utérus cessait tout à coup de se développer, si la malade se plaignait de douleurs insolites dans le bassin, si surtout elle éprouvait de petites pertes sanguines, précédées ou suivies d'un écoulement muqueux ou muco-sanguinolent, le col restant entr'ouvert, et si, enfin, vers le quatrième mois de la grossesse, on ne sent pas les mouvements actifs du fœtus et on n'entend pas les battements du cœur, quelle que soit, d'ailleurs, l'intensité du souffle, on est autorisé à peuser qu'on n'a pas devant soi une grossesse normale ; mais s'ensuit-il pour cela que l'on ait une môle ?

On a cru pouvoir l'affirmer, si la tumeur abdominale est molasse, un peu dépressible, ou bien si elle a la consistance du tissu musculaire ; dans ce dernier cas, qui pourrait être celui d'une môle charnue, nous ne craignons pas d'avancer qu'il n'y a pas de caractères qui puisse la faire reconnaître, tandis que si l'on a affaire à une môle vésiculaire, il arrive toujours une époque où les signes cessent d'être aussi obscurs : la légèreté du ventre, sa dilatation transversale, une fausse fluctuation que ne donne pas la mole charnue, peuvent faire diognostiquer une mole vésiculaire, mais ce n'est que l'expulsion d'une partie ou de toute la mole hors des organes génitaux qui pourra tout à fait trancher la question du diagnostic. Il peut arriver aussi qu'à travers le col entr'ouvert, le doigt puisse reconnaître quelques villosités engagées dans l'orifice, que le spéculum, en cas d'hésitation, viendrait confirmer par la vue.

Quant au diagnostic différentiel d'avec la maladie qui pourrait simuler la présence d'une mole, nous renvoyons aux différents traités de ces maladies, dont les plus fréquentes sont :

1° L'hydropisie enkystée des ovaires ; 2° la tympanite intestinale ; 3° l'hydropisie de l'utérus ; la fausse grossesse nerveuse ; 5° un corps fibreux intra-utérin ; 6° une tumeur squirrheuse ou encéphaloïde compliquée ou non de péritonite ; 7° une fausse mole ; 8° l'engorgement du corps de l'utérus, etc.

Les signes différentiels de ces affections, dont les caractères sont bien définis dans les livres, sont très-difficiles à établir dans la pratique, pour la plupart, et on trouve dans la science une foule d'erreurs regrettables, commises par des hommes du plus grand mérite.

On lit dans Briand et Chaudé (*Traité de méd. lég.*, 6ᵉ éd.)
le fait suivant :

Dans un couvent, près de Toulouse, trois religieuses
voient le volume de leur ventre grossir assez rapidement
sans indisposition préalable. On soupçonna leur chasteté :
on invoque les lumières de la médecine, et, les avis étant
partagés, un accoucheur renommé est chargé de prononcer
en dernier ressort ; il les déclare enceintes !!! Quelques mois
après, lorsque ces religieuses avaient dépassé toutes trois
le terme de la gestation, l'une d'elles meurt, et l'on reconnaît que le volume du ventre dépend d'un kyste de
l'ovaire !

Hildanus rapporte l'histoire d'une femme que l'on sup-
posait être enceinte et qui, la nuit, étant avec son mari, vit
ses espérances s'évanouir par une inondation subite, que
cet auteur attribue à l'expulsion d'une mole hydatique. (?)
Ne serait-ce pas là plutôt une hydropisie utérine ? Cependant, le même auteur dit aussi avoir observé un cas analogue sur sa propre femme. « *Dulcissima et carissima con-
jux mea.* » P. Franck (*Méd. pratique*, Paris, 1842, t. II,
p. 79) raconte qu'une princesse allemande, qui avait déjà
dépassé cette époque appelée commencement d'âge critique,
voyant ses seins et son ventre prendre du volume, consulte
son médecin et son accoucheur qui, tous deux, lui déclarent
qu'elle est enceinte. Quelque temps après, une grande quantité d'eau s'écoule par la vulve ; cette prétendue grossesse
n'était qu'une hydropisie de l'utérus. Plus tard les mêmes
symptômes s'étant renouvelés chez la même dame, l'on
s'attendait à un flux de la même nature, lorsqu'elle accoucha... d'un enfant viable !

On pourra différencier un corps fibreux par sa consistance ; le plus ordinairement, il fait saillie dans le col utérin,
et l'on sent, au toucher, une tumeur pédiculée et arrondie ;

les cancers ont aussi leurs symptômes propres à chaque espèce.

Appelé pour savoir si l'on devait pratiquer l'opération césarienne sur une femme que l'on croyait en travail d'accouchement depuis plusieurs jours, le professeur Desormeaux reconnut qu'il y avait, non une grossesse, mais une péritonite intense, dont la femme guérit et un squirrhe de l'ovaire dont elle mourut quelques jours plus tard. (Briand.)

La fluctuation fera soupçonner une hydropisie utérine ; pour percevoir la fluctuation dans l'utérus, il convient de pratiquer le toucher vaginal, avec l'indicateur de la main droite ; ce doigt, placé dans le fond du vagin sur la tumeur formée par l'utérus, reçoit la sensation du choc d'un liquide, qui lui est communiquée par une légère percussion, opérée par l'autre main de la tumeur abdominale.

La résonnance exagérée fera penser à une tympanite ; quelquefois la résonnance et la fluctuation apparente se trouvent mêlées dans une fausse grossesse, mais il y aura toujours absence de signes essentiels comme mouvements actifs et pulsations fœtales.

Une jeune dame éprouve tous les symptômes de la grossesse ; le célèbre Levret n'en doutait nullement, et Lorry son médecin affirmait qu'il sentait les mouvements du fœtus. Levret étant mort sur ces entrefaites, Baudelocque, choisi pour remplacer cet accoucheur, déclare que les mouvements sentis ne sont pas ceux d'un fœtus ; après avoir pratiqué le toucher, il affirme qu'il n'y a qu'une tympanite intestinale. Larry, fort de l'assentiment de Levret, persiste dans son opinion, se fondant surtout sur la bonne santé apparente de la dame. Vingt-quatre heures après, de violentes coliques sont suivies de l'expulsion de beaucoup de gaz et de l'affaissement complet du ventre (Briand). Aujourd'hui l'auscultation serait d'un grand secours dans un pareil embarras.

Quant à la fausse grossesse nerveuse, Fodéré a avancé qu'elle était toujours le résultat d'un coït ; mais elle est considérée par la généralité des auteurs comme un symptôme d'hystérie. Il n'y a, d'ailleurs, aucun corps étranger dans la matrice.

Une jeune fille, se croyant enceinte, fait à sa famille l'aveu de son état, et un procès est intenté à l'homme qu'elle déclare être le père de son enfant ; au neuvième mois, quelques bains font disparaître tous les symptômes, sans que l'on puisse assigner aucune cause matérielle à cette espèce de fausse grossesse ; qui était bien la fausse grossesse nerveuse.

Toutes ces fausses grossesses et non pas la vraie mole, peuvent se présenter chez les femmes vierges ou qui vivent dans le célibat, aussi bien que chez les femmes mariées. L'âge sera, du reste, une précieuse indication pour le médecin instruit.

Enfin la fausse môle simule complètement la vraie môle ; elle a même été longtemps confondue avec elle et, aujourd'hui encore, il n'y a que des distinctions anatomiques à établir entre elles ; nous les avons déjà fait connaître. Les fausses mles sont variables de forme, de couleur, de densité, de texture, elles offrent à peine à leur surface quelques traces d'organisation.

Ce sont ces produits que l'on a rencontrés souvent chez des jeunes filles, chez des veuves sages et des vieilles femmes en dehors de toutes espèce de copulation et de conception.

En cas d'engorgement utérin, les signes sensibles de la grossesse manquent, et d'ailleurs, l'issue de la maladie viendrait infailliblement éclairer le diagnostic.

EXPERTISES LÉGALES

Il peut arriver qu'une masse, ayant une apparence d'organisation, soit expulsée par le vagin et que le médecin soit mis en demeure de déclarer si cette masse est une simple concrétion sanguine ou une vraie môle, et alors une aggravation de responsabilité pèsera sur lui ; car, en cas de concrétion sanguine, nous avons dit que des vierges pouvaient en rejeter, et dans ces cas l'accusée est en droit de défendre son innocence ; mais si l'homme de l'art déclare que le produit expulsé est une môle véritable, nous savons quelle gravité peut avoir pour l'accusée un tel diagnostic.

Aussi, afin de ne pas confondre la nature des deux produits, on placera la môle rendue dans un vase, et on y projettera de l'eau à diverses reprises, avec une petite seringue, afin de détacher et de séparer les caillots ; on évitera surtout de la comprimer et de la distendre entre ses doigts, ou de la remuer avec un instrument qui puisse la couper ou la déchirer. Si l'on trouvait, au centre de la masse, une cavité tapissée par une membrane lisse, violette, qui contient souvent un peu d'eau, on pourrait assurer qu'il y a eu fécondation et conception ; car alors c'est une vraie môle et l'embryon a été détruit à une époque voisine de sa formation. Si on ne rencontrait pas de cavité centrale, et si on trouvait une môle charnue, molasse et graisseuse, ou compacte au point de pouvoir être comparée, pour la solidité comme pour la forme, à un gésier de volaille, on pourrait conclure, d'après l'organisation plus ou moins avancée de cette masse, que la conception existe toujours, mais qu'elle remonte à une date plus ou moins ancienne. Cependant, considérant, d'un côté, que les secrets de la nature sont si peu connus, et, d'un autre côté, que la vie, la liberté, l'honneur et la fortune d'une femme en cause peuvent dépendre d'une erreur de diagnostic, le médecin légiste ne devra affirmer qu'il y a eu coït et conception que s'il vient a découvrir quelques vestiges de l'embryon.

Ces môles, dit Marc (*Bibl. médicale*, t. XLIV, p. 256), ne pourraient-elles pas être le résultat d'une consommation imparfaite du coït, ou bien se produire sans le secours de l'autre sexe, par le seul effet de l'orgasme vénérien sollicité par d'autres causes que la copulation ? Et comme on ne pourrait affirmer le mode et le degré d'excitation nécessaires pour que la formation de ces corps puisse ou ne puisse pas avoir lieu, on devra être très-circonspect dans son appréciation.

Burns, de Glascow (*Trait. d'acc.*, ch. XXV, p. 400), soulève la question de savoir si tous les signes d'un accouchement récent ne peuvent pas se présenter à la suite d'hydatides. Il fait lui-même la réponse : « Bien que, dit-il, les hydatides puissent simuler, jusqu'à un certain point, la grossesse, cependant il est rare que le ventre se tuméfie autant, et comme la masse hydatique est molle, le périnée ne peut point être lésé lors de l'expulsion ; si donc, en matière légale, on peut prouver que la femme a eu le ventre très-développé, si ensuite on lui trouve les seins contenant du lait, l'utérus volumineux, son orifice mou et béant, une partie du périnée ou la fourchette déchirée, il ne peut y avoir doute qu'elle n'ait accouché. »

Or, nous avons dit qu'il y avait des cas de môles vésiculaires où le ventre prenait un accroissement considérable, et notre troisième observation nous démontre que l'expulsion d'une môle, au 4e mois, provoque la sécrétion lactée comme un accouchement ordinaire.

La lésion du périnée serait donc dans l'espèce le seul fait d'où l'on pourrait conclure à un accouchement récent ; une autre preuve, peut-être, serait l'état du col auquel on pourrait joindre le rapport plus ou moins absurde que la femme ne manquerait pas de faire, si elle était réellement accouchée d'une môle vésiculaire.

Enfin, avant de terminer ce qui a trait à la médecine légale, nous nous posons encore cette question : la présence d'une môle dans l'utérus peut-elle mettre obstacle à la fécondation ? ou, en d'autres termes, la superfœtation est-elle possible en cas de môle vésiculaire préexistante ?

Nous laisserons à d'autres le soin de résoudre ce problème ; mais nous penchons beaucoup du côté de la négative et nous avons pour nous l'autorité de Lamotte, Smellie, Baudelocque et Velpeau qui disent que toutes les histoires de superfétation paraissent devoir être rapportées, 1° à des grossesses doubles dans lesquelles l'un des fœtus, mort longtemps avant terme, s'est conservé dans les membranes et n'a été expulsé qu'avec celui qui a continué de vivre, 2° à des grossesses de jumeaux inégalement développés et nés à des termes différents; 3° à des cas de grossesse extra-utérine qui n'ont pas empêché la gestation naturelle ; 4° enfin, à des cas où l'utérus était bicorne, c'est-à-dire partagé en deux cavités.

Je sais bien que les médecins qui pensent qu'une femme déjà enceinte peut concevoir une seconde fois, citent quelques exemples à l'appui de leur opinion.

On lit entre autres faits dans le *New-York Medical Reportery* : Le 20 avril 1823, Le Dr W. Norson fut appelé auprès de Marie Johnson, femme de couleur, qu'il accoucha d'abord d'un enfant noir et, quelques heures après, d'un second enfant parfaitement blanc. D'après les aveux faits par la mère, le premier de ces enfants serait né au terme de huit mois, ainsi qu'on pouvait d'ailleurs le reconnaître d'après son degré de développement ; le deuxième, au contraire, n'aurait pas eu plus de quatre mois.

Buffon rapporte un exemple analogue, mais sa véracité a

été mise en doute ; suivant lui, la mère aurait déclaré avoir cohabité le même jour avec un nègre et avec son mari.

Notre impartialité nous fait un devoir d'enregistrer encore deux faits que Velpeau lui-même avance *être difficiles à comprendre*.

1° Marie-Anne Bigaud, femme Vivier, de Strasbourg, accoucha d'un garçon vivant le 30 avril 1748 ; un mòis après, Leriche, chirurgien-major de l'hôpital, reconnut, par le toucher, que l'utérus contenait encore un fœtus, et le 16 septembre la femme Bigaud accoucha, en effet, d'une fille vivante qui était parfaitement à terme. Or, du 30 avril au 16 septembre il y a quatre mois et demi révolus ; par conséquent Anne Bigaud était à demi terme du second enfant quand elle accoucha du premier. Elle devint de nouveau enceinte en 1751 et sa grossesse n'offrit rien de particulier. A sa mort, arrivée en 1755 à la suite d'une maladie aiguë, le professeur Fisemann ouvrit le corps, s'attendant à trouver la matrice double, c'est-à-dire divisée en deux cavités distinctes. *Il la trouva simple et conformée comme chez les autres femmes*.

2° Benoite Franquet, femme Villard, de Lyon, accoucha d'une fille le 20 janvier 1780 ; trois semaines après, elle éprouva encore, dans la matrice, des mouvements semblables à ceux d'un fœtus, et le 6 juillet (cinq mois et 16 jours après sa première couche) elle mit au monde une seconde fille parfaitement à terme et bien portante. Le 19 janvier 1781, elle se présenta devant MM. Caillot et Dusurget, notaires à Lyon, avec ses deux enfants et leurs extraits de baptême, pour faire dresser de ce fait un acte authentique.

Tous ces exemples sont cités par les auteurs pour établir la possibilité d'une surconception dans la grossesse physiologique ; et cependant la plupart des auteurs, dont le nom fait autorité en ces matières, rejettent cette possibilité ; aussi pensons-nous qu'en cas de môle vésiculaire le produit altéré, occupant déjà un volume considérable et s'enveloppant intimement de la caduque utérine s'oppose à l'admission d'une superfécondation.

La possibilité de ce fait a pourtant été consignée dans les *Arch. génér. de méd.* 1829, t. XX, p. 120 et dansle *Journal de Siebold*. On avait cherché également à expliquer ainsi la naissance de Béclard dont la mère, pendant la grossesse, avait rendu des hydatides à cinq mois.

Quant à la superfétation, lorsque la première grossesse est extra-utérine, elle a été démontrée par Chiet, de Lyon, qui a trouvé, à l'ouverture du cadavre d'une femme enceinte, un fœtus extra-utérin qui paraissait âgé d'environ 5 mois, et un fœtus utérin de 3 mois. Ici on ne peut se refuser d'admettre qu'il pourrait y avoir dégénérescence vésiculaire du produit de la conception utérine, mais il n'existe aucune observation à l'appui de cette possibilité.

PRONOSTIC.

Au point de vue de l'enfant, il est facile de voir que la présence d'une môle lui est toujours fatale, puisqu'il est déjà mort lorsque l'altération commence à se former.

Cependant dans des cas où la môle vésiculaire coïncidait avec une grossesse pour ainsi dire gémellaire, on cite quelques rares exemples où le fœtus aurait continué à se développer après l'expulsion de la môle. On trouve même dans les mémoires de l'*Académie des curieux de la nature* la description d'une môle charnue, hypertrophique, coïncidant avec une grossesse dans laquelle le fœtus n'aurait paru souffrir qu'à cause de l'imperméabilité du tissu placentaire ; nous ne rapportons ce fait qu'avec toute réserve, car tous les auteurs s'accordent à dire qu'en cas de môle charnue, si le développement a lieu dès le commencement de la grossesse et marche avec rapidité, il produira la mort du fœtus, dont le corps ou se conservera entier ou tombera en déliquium et se confondra avec le liquide amniotique, tandis que le placenta continuera à croître.

Au point de vue de la mère, le pronostic n'a rien de grave, si l'expulsion se fait du 2e au 3e mois ; mais au delà de ce terme, les dangers sont les mêmes que pour les avortements qui arrivent à cette époque de la grossesse. Nous dirons même que dans la môle vésiculaire, si l'expulsion n'a lieu que par lambeaux, comme il arrive le plus ordinairément (3e observation), le médecin devra redoubler de précautions ; car la forme de ces productions étant très-variable, et leur résistance très-faible, on ne peut facilement s'assurer par l'examen du produit, ni par le toucher utérin, si l'expulsion a été complète et la femme est alors exposée à tous les dangers d'une résorption putride.

C'est, d'après nous, la cause qui a fait dire aux auteurs que la femme était très-sujette aux affections puerpérales après ces sortes de couches. La métrite, dit Nonat, dans son livre déjà cité, est assez commune à la suite des môles.

Les hémorrhagiesqui précèdent l'expulsion, si elles sont trop abondantes, peuvent aussi faire courir quelques dangers à la malade ; j'ai cité, dans ce travail, un cas de mort par suite d'hémorrhagie.

Enfin, quelques écrivains et notamment Mme Boivin (*Mal. de l'utérus*, t. I, p. 283) signalent la récidive comme fréquente ; nous avons fait connaître plus haut notre opinion à ce sujet.

TRAITEMENT.

Les hémorrhagies utérines réclament d'abord le traitement usité en pareille circonstance ; si maintenant, par le toucher, on pouvait s'assurer de la présence de corps étrangers dans l'utérus, il faudrait en opérer l'extraction, en excitant les contractions utérines par des injections d'oxycrat, d'eau salée à laquelle on ajoute un cinquième de vinaigre (1), de préférence à l'ergot de seigle, sur l'emploi duquel on devra être très-réservé ; nous avons vu plusieurs fois cette substance, administrée pour provoquer l'expulsion d'un placenta, non-seulement ne pas procurer l'effet qu'on en attendait, mais encore rendre impossible l'extraction manuelle, par la contraction qu'elle avait imprimée au col utérin.

Or, il peut très-bien arriver qu'en cas de môle vésiculaire, l'ergot fasse naître des contractions, mais la masse molle qui occupe l'utérus ne s'engageant pas comme le ferait une tête de fœtus, à la manière d'un coin dans le segment inférieur de l'utérus, ne force pas le col à rester dilaté dans l'intervalle des contractions ; il en résulte une alternative de dilatations et de contractions telles que, si la dose d'ergot a été considérable ou répétée, les dilatations finissent par céder à une contraction permanente qui devient alors la cause d'une difficulté presque insurmontable à l'expulsion ou à l'extraction complète de la môle vésiculaire et de sa membrane d'enveloppe formée de la caduque utérine.

Puzos, au contraire, avait recommandé la saignée pour contribuer au relâchement de l'orifice (*Traité*, p. 211). Vigaroux conseillait les émétiques et les purgatifs pour favoriser l'expulsion, t. Ier, p. 115, et, plus loin, p. 385, il propose le mercure ; nous ne voyons pas trop pourquoi.

D'autres, plus en harmonie avec notre pensée, proposaient d'enduire l'orifice de l'utérus avec l'extrait de belladone.

Le très-judicieux Morgagni engage à l'expectation ; il cite plusieurs observations qui prouvent le danger d'agir, à cause des erreurs possibles de diagnostic. Mais dès que l'on se sera décidé à l'action, il ne faut pas, quoi qu'en dise

(1) Percy, qui croyait à la présence d'animaux vivants, prétendait que ce traitement les faisait périr ; aussi il le recommandait.

Morgagni, attendre trop longtemps ; car il arrive souvent que l'hémorrhagie résiste au traitement employé contre elle et ne cesse qu'après l'expulsion de la môle. On cherchera à saisir, le mieux possible, les vésicules avec les doigts ou mieux avec la pince à faux germe de Levret en embrassant les pédicules des grappes qui offriront un point d'appui ; si l'on éprouve des difficultés, que le tissu friable se déchire, que les vésicules se crèvent, et qu'alors on trouve le col dilaté ou dilatable, il ne faut pas craindre d'introduire la main en cône dans l'utérus — comme pour la version, — afin d'y chercher les corps étrangers et de les extraire.

Nous ne pouvons ici donner notre assentiment au moyen proposé par Nonat de faire une application du forceps. On sait, en effet, que le forceps ne s'applique que sur la tête, qui offre, par sa boîte osseuse, une résistance facilitant les tractions, et, pour quiconque a vu une môle vésiculaire, rien de semblable ne peut avoir lieu. C'est, en effet, une masse spongieuse, molle, dont les vésicules se crèvent par la pression ; la main elle-même ne peut les détacher qu'en partie de la face interne de la matrice, et quand on peut craindre qu'il en soit resté quelques fragments, on pourra employer la curette de M. le professeur Pajot et administrer quelques injections utérines à la malade.

Dans la mole charnue, qu'on se souvient présenter au centre une cavité, la résistance, bien que plus forte que dans la mole vésiculaire, n'est pas telle qu'on puisse se servir d'avantage du forceps, et comme d'ailleurs les conditions nécessaires pour son application permettent aussi l'introduction de la main, mieux vaut chercher à extraire la mole comme nous l'avons indiqué ci-dessus.

Une fois la mole expulsée, la malade gardera le repos jusqu'à ce que l'utérus soit complètement revenu sur lui-même.

Pendant les premiers jours, on pourra pratiquer quelques

injections d'eau tiède, dans la cavité utérine, avec une sonde
simple si le col est béant, ou avec une sonde à double courant si l'orifice est refermé. On prescrira un régime doux,
avec toutes tions préca les usitées es d'ordinaire pour les
femmes en couche.

Au moment de la convalescence, il est bon de mettre ces
femmes à l'usage des toniques et des antiscorbutiques.
L'hydrothérapie, les bains de mer compléteront leur entier
rétablissement et pourront les mettre à l'abri de maladies
asthéniques auxquelles elles seraient peut-être exposées.

INDEX BIBLIOGRAPHIQUE

Schœffer. De placentæ uterinæ morbis. Leipzig, 1079, reimp. in *Hailer disp. path.*, t. IV.

Hebenstreit. Rep. Dehmann diss. funiculi umbilicalis humani pathologiæ. Leipzig, 1737, *Haller*, v. p. 585.

Michaelis. De placenta humanæ, anat. path. et phys. considerata. Erfort, 1732.

Brachet. Des maladies du placenta et de leur influence sur la vie du fœtus. *Journ. gén. de méd.*, 1828, t. CII, p. 10.

Simpson. Pathological observ. ou diseases of the placenta, 1836, t. XLV, p. 226, in *The Ediabourgh med. Journ.*, et ex *Gazette méd.*, 1836, p. 472.

Wilde. De cognoscendis et curandis placentæ morbis. Berlin, 1833, et ex *Arch. gén. de méd.*, 2ᵉ série, t. VI, p. 275.

Jacquemier. Recherches d'anatomie, physiologie et pathologie, sur l'œuf humain pendant la gestation. *Arch. gén. de méd.*. 1839, 2ᵉ série, t. V, p. 321.

Voigtel et Meckel. Traité d'obstétrique et d'anatomie pathologique.

Albinus. Annot. acad., liv· 1ᵉʳ, p. 69.

Watron. Transact. philosoph., vol. XLI, p. 771.

Schmid. De concremente uteri, in *Haller's disp. med.*, t. IV, p. 746.

Sandifort. Obs. path. donat., livre II, page 70 et ch. iii, tab. VI, fig. 5.

Valleriola. P. 94.

Mercatus Donatus. De mulier affect., liv. III, ch. viii.

Tulpius. Liv. III, ch. xxxii.

Schenckius. P. 683.

Wrisberg. Nov. comment. Gotting., t. IX, p. 73.

Haller. Opuscul. patholog., obs. 48.

Miller. In *Med. and phys. Journal*, vol. II, p. 447.

Cayla, 1849. Paris.

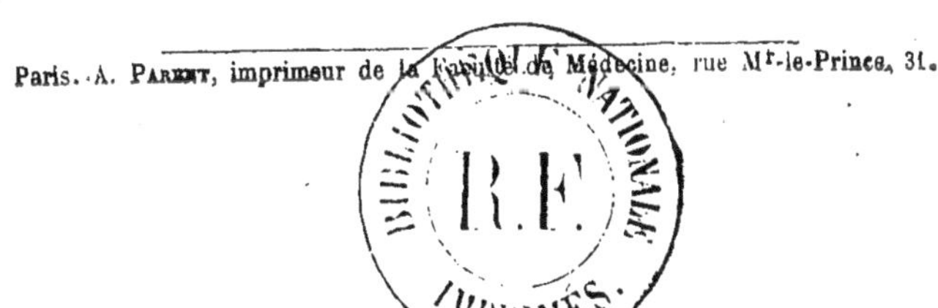